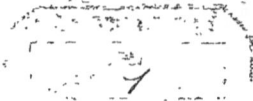

CONGRÈS FRANÇAIS DE CHIRURGIE

PARIS, Octobre 1903

1° Chirurgie Gastro - Intestinale

(Indications du Bouton de Murphy)

2° Ruptures de la Rate

(La meilleure Incision pour la Splénectomie)

Par Victor PAUCHET

Ancien Interne-Lauréat des Hôpitaux de Paris
Chirurgien des Hôpitaux d'Amiens
Membre Correspondant de la Société de Chirurgie de Paris

AMIENS

IMPRIMERIE PICARDE

71, RUE FRÉDÉRIC-PETIT, 71

1903

CONGRÈS FRANÇAIS DE CHIRURGIE

PARIS, Octobre 1903

1° Chirurgie Gastro - Intestinale

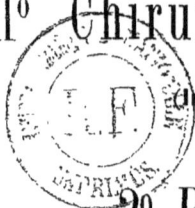

(Indications du Bouton de Murphy)

2° Ruptures de la Rate

(La meilleure Incision pour la Splénectomie)

Par Victor PAUCHET

Ancien Interne-Lauréat des Hôpitaux de Paris
Chirurgien des Hôpitaux d'Amiens
Membre Correspondant de la Société de Chirurgie de Paris

AMIENS
IMPRIMERIE PICARDE
71, RUE FRÉDÉRIC-PETIT, 71
—
1903

Des indications du bouton de Murphy

dans la chirurgie gastro-intestinale

Le bouton de Murphy est employé depuis plus de dix ans par les chirurgiens. Des flots d'encre ont été versés pour le combattre ou le défendre. Il semblerait donc que son usage dût être définitivement réglé et sa valeur jugée. Il n'en est rien ; et si je me permets de présenter une opinion personnelle relativement à l'emploi de cet instrument, c'est qu'à chaque instant je le vois condamné d'une manière absolue par des opérateurs de mérite, tandis que des chirurgiens de valeur égale en font un usage constant et s'en déclarent satisfaits.

Personnellement j'ai longtemps considéré la réunion mécanique de l'intestin, comme une méthode d'exception qu'il fallait abandonner aux mains des mauvais suturistes et des débutants. Ayant eu l'occasion de passer quelques jours dans le service de Czerny à Heidelberg, j'ai dû changer d'avis ; les résultats qu'on y obtient à l'aide du bouton de Murphy sont en effet excellents. Depuis 15 mois, je l'ai employé 42 fois, c'est-à-dire dans tous les cas où la suture ne paraissait pas formellement indiquée. Ces diverses opérations se décomposent ainsi : 1 cholecystocholostomie ; 23 gastro-entérostomies postérieures avec ou sans pylorectomies ; 7 résections intestinales et 11 entéro-anastomoses. J'ai perdu trois malades. Les autopsies ont été faites. La mort était indépendante de la présence du bouton.

Les résultats que j'ai obtenus ne vont pas jusqu'à me faire conclure à la supériorité générale du bouton sur la suture. Je désire seulement le réhabiliter auprès de certains chirurgiens qui n'ont peut-être pas assez persévéré dans son emploi. J'exposerai ensuite les indications auxquelles il paraît répondre, après avoir énuméré ses avantages et ses inconvénients.

Avantages du bouton de Murphy

A. Rapidité. — La rapidité de la gastro-entérostomie postérieure (l'antérieure se fera toujours avec des sutures) est incontestable. Je crois difficile d'exécuter l'opération de Von Hacker en moins de 30 à 35 minutes et l'Y de

Roux en moins de 45 à 60 minutes. Avec le bouton, l'opération dure un quart d'heure ; souvent moins encore. Le facteur « Temps » présente une grande importance quand on opère sur des cancéreux généralement peu résistants ou des non-cancéreux émaciés par la deshydratation ou anémiés par des hémorragies répétées.

Je considère que en principe, la gastro-entérostomie pour cancers inextirpables est une mauvaise opération qui ne donne que trois à quatre mois de survie. En présence d'un si maigre bénéfice opératoire, nous devons rechercher l'intervention la plus bénigne, c'est-à-dire celle qui comporte un minimum de durée et un minimum de manœuvres. Le bouton est donc tout indiqué, surtout si on se contente d'une chloroformisation superficielle qui déprime moins le malade que la cocaïne ou l'absence complète de narcose. Ce que je viens de dire des cancers non extirpables, je le dirai également des cancers encore opérables de l'estomac. La gastro-pylorectomie suivie d'abouchement gastro-duodénal n'est pas une bonne opération ; la perspective de la réunion bout à bout influence le chirurgien et le rend souvent parcimonieux dans son éxérèse. L'extirpation large suivie de la fermeture des deux bouts et complétée par une gastro-entérostomie, voila l'opération que la presque totalité des chirurgiens ont adoptée. Entièrement pratiquée à l'aide de sutures, cette intervention demande une heure 1/4, souvent une heure et demie, pour peu que la libération de la masse néo-plasique soit un peu délicate. Chez le cancéreux, cette opération est fréquemment suivie d'une certaine dépression et l'anesthésie prolongée provoque souvent de l'œdème pulmonaire. En combinant l'écrasement des extrémités gastriques et duodénales et l'anastomose gastro-jéjunale à l'aide du bouton, l'opération peut être terminée en moins d'une heure. Ce que je dis du cancer d'estomac s'applique au cancer du gros intestin, qu'il s'agisse d'exécuter une entéro-anastomose ou une implantation latérale.

Il est incontestable que le premier avantage du bouton est de permettre d'exécuter rapidement les opérations gastrointestinales ; mais encore faut-il avoir une certaine habitude de son emploi. Un bon suturiste fera une gastro-entérostomie en une demi-heure. Il ne mettra guère moins de temps, s'il se sert *occasionnellement* d'un bouton. Pour exécuter la même opération en un quart d'heure, il faut être très entraîné à la méthode. En un mot *le bon* « SUTURISTE » *ne trouvera un sérieux avantage au bouton que le jour où il sera devenu un bon* « BOUTONNISTE ».

2° Sécurité. — Personnellement, je ne crois pas avoir exécuté de sutures non étanches. En tout cas, je ne me souviens pas avoir perdu à la suite de péritonite des opérés, par défaut de coaptation des surfaces réunies à la soie ; j'ai lavé largement des estomacs le lendemain de l'opération ou laissé boire les opérés à discrétion, dès que les vomissements avaient cessé ; sans m'inquiéter des lignes de réunion. Pourtant, il est certain que deux surfaces séreuses accolées solidement par les deux pièces d'un bouton sont plus adhérentes que celles réunies par une suture. Je laisse boire volontiers les « suturés » ; mais je laisse les « boutonnés » absorber du lait immédiatement avec moins de réserve encore.

Le bouton présente encore l'avantage d'être un *bon hémostatique*. Au cours d'une suture, les tranches gastriques ou intestinales s'inondent parfois de sang. Après l'opération il existe souvent des vomissements noirâtres et parfois du mœléna. Chez une malade qui avait subi l'anastomose iléo-sigmoïdienne, j'ai vu une hémorragie intestinale qui a duré plusieures heures, avec affaiblissement du pouls, pâleur de la face, etc. .... J'ai prescrit de grandes irrigations intestinales d'eau chaude additionnée d'eau oxygénée, et administré un purgatif immédiat. La malade a éliminé des selles goudron pendant deux jours. Les hémorragies, je l'avoue, sont très rares ; le surjet à la soie suffit généralement à faire l'hémostase des tranches saignantes. J'ai tenu cependant à signaler cet accident qui ne se serait pas produit avec le bouton.

Contrairement à l'opinion habituelle, je considère que le bouton est moins dangereux comme corps étranger que ne l'est un fil de soie. En voici un exemple : j'opère un malade d'une hernie inguinale énorme et je résèque 1^m 80 d'intestin grêle. Les deux segments sont suturés bout à bout. Tout va bien pendant 15 jours, puis survient le 16e jour une hémorragie qui affaiblit le malade et une autre le 17me jour qui l'emporte en quelques heures. A l'autopsie l'intestin et l'estomac sont remplis de sang. J'examine ces organes avec un soin scrupuleux et je trouve au niveau de l'ancienne réunion une ulcération large comme une lentille et au fond de laquelle se trouvait retenu le fil de soie dont l'autre extrémité flottait librement. Je pense que cette hémorragie secondaire a été due à une infection locale entretenue elle-même par la présence du fil. Si cette interprétation est exacte, l'accident ne se serait pas produit avec le bouton, car si ce dernier est bien placé, il se trouve entraîné au bout de 3 ou 4 jours.

Ce corps métallique produit une bonne hémostase ; il laisse derrière lui une réunion solide, un orifice net, régulier et sans corps étranger.

3e *Facilité de l'asepsie.* — Quand on exécute une entéro-anastomose sur deux anses d'intestin grêle ou bien entre un estomac très dilaté et une anse bien mobile du jejunum, l'asepsie est très facile même avec les sutures ; l'opération s'exécute en effet sur un lit de compresses et « hors du ventre » ; mais quand on opère sur un estomac diminué par la résection ou rétracté, ou peu mobile ; quand on pratique une anastomose iléo-colique près du Douglas, la cavité abdominale est alors toujours menacée et l'emploi du bouton réduit au minimum le temps pendant lequel la cavité intestinale se trouve ouverte. Quand les deux pièces sont réunies, aucun fil ne se montre du côté de la cavité séreuse. Les deux surfaces sont accolées par la seule action des ressorts; on ne trouve pas de tissus susceptibles de capillariser vers la séreuse les éléments septiques venus de l'intestin ou introduits par les doigts souillés de l'opérateur.

4° Bon Fonctionnement de la fistule. — Quand on exécute une G.E postérieure en pratiquant l'Y de Roux, les fonctions s'établissent régulièrement ; le nouveau pylore occupe la partie déclive de l'estomac et l'axe de l'anse efférente est bien perpendiculaire à la surface du ventricule. Mais la question de temps engage souvent les opérateurs à recourir à la méthode de Von Hacker. Celle-ci, malgré sa simplicité n'est pas exempte d'inconvénients tels que régurgitations, cercles vicieux, etc. ... Ces troubles résultent d'un défaut quelconque dans la coaptation des deux surfaces anastomosées ou dans la réunion des deux orifices suturés. Je sais bien que les modifications apportées par Terrier et Hartmann facilitent l'écoulement gastro-jéjunal mais aucun perfectionnement n'empêchera dans certains cas l'anse efférente de se couder et l'anse accolée de se tordre légèrement sur son axe. Le bouton de Murphy permet de fixer l'anse jéjunale exactement au point où anatomiquement elle passe derrière l'estomac et sans rien modifier dans la position normale de ces deux organes. (Procédé de Petersen.) Il en résultera une facilité d'écoulement parfaite (1).

Inconvénients du Bouton de Murphy.

1° Nécessité d'un instrument spécial. — Cet argument est sans valeur, car l'instrument est petit et peu encombrant. Le seul reproche que je trouverai légitime est la nécessité d'avoir un *bon bouton*. Une mauvaise pince, un mauvais bistouri pince et coupe quand même ; un mauvais bouton expose le malade à de graves accidents; et c'est alors que les arguments de ses détracteurs trouvent leur justification. Il m'est arrivé pour ma part le fait suivant: je pratiquais sur un malade de l'Hôtel-Dieu d'Amiens une gastro-entérostomie : au moment où j'emboîtais la pièce mâle dans la pièce femelle, les deux parties s'inclinèrent d'un seul côté et l'affrontement ne put se produire sur la moitié de la surface. Entre les deux bourrelets séreux on voyait d'un côté un vide de 2 à 3 millimètres. Je décidai d'enlever le bouton et de joindre les deux orifices à l'aide de sutures. Le malade guérit ; l'instrument était en mauvais état. Un des deux crochets-ressorts était détrempé et l'instrument ne se trouvait fixé que d'un seul côté. Celui qui fait usage du bouton de Murphy doit donc vérifier avant l'opération le fonctionnement de l'instrument.

2° Perforations secondaires. — Je n'ai jamais observé d'accidents de ce genre; mais je me les explique facilement; et je les mets toujours sur le compte d'une mauvaise technique. Ces perforations sont dues, soit à ce que une hernie de la muqueuse est venue s'interposer entre les deux séreuses

---

(1) Petersen et Machol (Beiträge zur Pathologie und Therapie der gutartigen Magenkrankheiten) 1902.

accolées et a empêché leur réunion, soit à ce que la compression exercée par les deux pièces a été insuffisante sur un des points de leur circonférence. Une nouvelle cause d'accidents est due aux sutures de renfort, que quelques opérateurs se croient obligés d'appliquer. Les sutures soi-disant de sûreté prouvent d'abord que la coaptation n'est pas bonne, puisqu'elle laisse des doutes dans l'esprit de l'opérateur; de plus, la chute du bouton est certainement gênée par la présence de ces sutures ; et le contact prolongé avec le même point du l'instrument est nuisible à la vitalité de l'intestin. De plus, je trouve qu'il est dangereux de placer une suture sur des tuniques amincies par la présence d'un corps métallique sous-jacent et susceptible de se laisser traverser — muqueuse comprise — par l'aiguille.

Un bon bouton bien placé coapte mieux qu'une bonne suture ; mais pour que son élimination soit facile, il faut se garder de l'entourer de fils dont la présence est au moins inutile.

3°. Occlusion intestinale. — Le bouton peut se combler de matières fécales. Aussi ne faut-il jamais l'employer pour unir entre elles deux parties du gros intestin. Le bouton peut rester trop longtemps dans la lumière intestinale où l'opérateur l'a placé. Cette fixité est due à un défaut de technique et ne doit pas se produire. En tous cas, les accidents doivent cesser dès que les tissus écrasés sont éliminés en totalité. Pour ma part j'ai observé l'incident suivant. Chez une malade de 30 ans gastro-entérostomisée pour ulcère, je vis survenir au 6ᵐᵉ jour deux vomissements très abondants de bile avec douleur abdominale. On administre à la malade un lavement de 200 grammes d'huile, suivi immédiatement d'un autre lavement de trois litres d'eau salée. L'effet fut immédiat. La malade se sentit soulagée; les vomissements cessèrent ; et le bouton fut éliminé 12 heures après.

L'occlusion n'avait duré que 4 ou 5 heures. Je crois donc l'occlusion impossible, si le bouton a été bien appliqué. L'instrument est pourvu d'une certaine nombre d'orifices qui permettent aux gaz de circuler.

4° Séjour prolongé du bouton. — Des chirurgiens qui emploient fréquemment le bouton signalent des cas où ce dernier n'a pas été rendu par le patient. Je croirais difficilement à l'exactitude de cette assertion. Ce qui est vraisemblable, c'est que le bouton reste parfois longtemps dans l'intestin, plusieurs semaines et même plusieurs mois. Le malade est alors perdu de vue par le chirurgien ; et si l'opéré ne prend pas la peine de tamiser tous les jours les selles, l'instrument est perdu. Pour ma part, je n'ai jamais observé de rétention du bouton. L'élimination s'est presque toujours opérée du 10° au 20° jour ; une fois au 6° pour une gastro-entérostomie, une fois à la fin du 4° jour, après une anastomose iléo-sigmoïdienne. Chez une malade qui n'avait pas rendu le bouton au bout de 6 semaines, j'ai trouvé le corps étranger dans le bassin sur une épreuve radiographique. Il s'élimina sous l'action d'un purgatif 48 heures après.

J'ai étudié svec soin *la migration du bouton dans l'intestin*. Pour me rendre compte de la durée de son séjour dans l'orifice anastomotique et surtout pour connaître les péripéties de sa circulation intra-intestinale, j'ai eu recours maintes fois à la radiographie. Les 3 autopsies que j'ai faites ont été également instructives à ce sujet. Voici les résultats auxquels je suis arrivé. Le bouton reste dans l'orifice chirurgical de 4 à 5 jours. La migration dans l'intestin grêle est très rapide ; au bout d'une semaine, on peut le considérer comme siégeant dans le gros intestin. Il stagne parfois longtemps dans le cœcum, le colon descendant on le colon pelvien.

5° Education spéciale du chirurgien. — En énumérant précédemment les accidents causés par le bouton, j'ai montré que ceux-ci étaient toujours dus à une faute de technique ou à une mauvaise instrumentation pour éviter les insuccès. Il faut, je le répète un bouton en bon état ; il faut pratiquer des orifices très petits pour l'introduire ; il faut emboîter les deux pièces en les errant régulièrement sur chaque point de leur pourtour ; il faut que la coaptation des surfaces séreuses soit en contact intime sans interposition de débris de muqueuses ou de fils de soie ; il faut que l'opérateur s'abstienne de toute suture dite de sûreté dans le but de consolider la réunion des séreuses. Et bien, je ne crois pas qu'un chirurgien puisse du premier coup remplir toutes ces conditions, s'il n'a pas l'habitude de la chirurgie intestinale et si surtout il n'emploie le bouton que dans les cas difficiles, exceptionnels où la suture n'est pas possible. *C'est donc une erreur de croire que l'exécution d'une suture étanche soit plus difficile que la mise en place de cet instrument*. J'ai eu l'occasion à plusieurs reprises d'enseigner à des confrères dans un but de chirurgie d'urgence, la technique de la réunion intestinale. J'ai constaté combien il était *plus facile de faire exécuter une suture suffisante* surtout à l'aide d'une petite aiguille de Reverdin, que de coapter deux extrémités intestinales à l'aide de l'instrument de Murphy.

Indications (elles découlent de ce que j'ai dit précédemment).

1° *Nécessité d'opérer vite* : Voici un cancer inopérable du pylore ou même une sténose cicatricielle de cet anneau, chez un sujet fortement déprimé, dont le pouls faible et sans tension témoigne d'un manque complet de résistance.

A t'aide d'une anesthésie superficielle, on pratique dans la région de l'ombilic une boutonnière de 2 ou 3 travers de doigt de longueur. Par cette étroite incision, la face postérieure de l'estomac et l'anse jéjunale sont attirées " hors du ventre " et réunies après un minimum de manœuvres. Après la gastro-entérostomie, trois points de suture ferment la plaie de l'abdomen. L'opération a duré 10 ou 15 minutes, et le malade qui n'a absorbé que quelques grammes de chloroforme s'éveille presqu'aussitôt. Quelle que soit l'habileté du chirurgien, la même opération faite avec des sutures exigerait deux fois plus de temps.

2° Nécessité de réduire l'étendue des surfaces anastomosés. — Pour faire une gastro-entérostomie à l'aide des sutures, il faut souder le jéjunum et l'estomac sur une longueur de 10 centimètres environ. Cette large étendue de l'accolement donne une solidité plus grande à l'adossement, et de plus diminue les chances de coude et de torsion du côté de l'anse afférente.

Mais cette large anastomose suppose de la part des parois stomacals une grande souplesse qui permette à l'organe d'être attiré à l'extérieur. A l'aide du bouton, l'anastomose se fait aussi sûrement et aussi solidement, en empruntant aux tumiques la largeur d'une pièce de 2 francs à peine, sans qu'i y ait pour cela à craindre de vices de position.

3° Nécessité de simplifier les aides. — Cette question ne présente qu'une très faible importance, à l'époque actuelle où la chirurgie abdominale, même la chirurgie d'urgence s'exécute dans une clinique privée ou à l'hôpital. Néanmoins, il est des cas où le chirurgien doit intervenir, en s'assistant d'aides peu familarisés avec la suture intestinale, ce qui complique singulièrement l'exécution de cette dernière. Le bouton, comme la suture d'ailleurs, peut s'exécuter avec un seul aide ; mais dans ce dernier cas le rôle de l'aide est purement passif ; l'opérateur fait tout.

4° Difficulté de rapprocher des segments intestinaux. — Rien n'est facile, comme de rapprocher deux anses d'iléon d'un mésentère lâche, ou un estomac dilaté et souple d'une anse jéjunale. L'opération se passe " hors du ventre " et sur un lit de compresses ; les doigts et, les aiguilles trouvent toute l'amplitude nécessaire, pour que l'opération s'exécute facilement et sans risques de contamination. Tous les cas ne sont pas aussi faciles ; qu'il s'agisse d'unir un estomac peu mobile ou largement réséqué à l'anse jéjunale, ou bien d'anastomoser la fin de l'iléon avec l'extrémité du colon pelvien, tout près du Douglas, il faut agir alors sur des segments peu mobiles et exécuter la communication artificielle, sans éloigner les organes des points où ils sont fixés, la coaptation métallique est alors la méthode de choix.

En résumé, le bouton de Murphy ne doit pas être réservé aux débutants, car il est plus difficile de le manier avec succès que de faire une suture intestinale suffisante. Cet instrument placé entre les mains d'un opérateur déjà entraîné à la chirurgie intestinale améliorera certainement ses résultats quand il faudra gagner du temps, réduire les manœuvres, ou quand il se trouvera dépourvu d'un aide habile ; dans tous les cas enfin où les surfaces à coapter seront tant soit peu difficiles à rapprocher.

RÉSUMÉ

Voilà dix ans qu'on emploie le bouton de Murphy et l'accord n'est pas établi entre la plupart des chirurgiens relativement à ses indications. Je l'ai employé *quarante-deux fois en quinze mois* dans les interventions suivantes : gastro-entérostomies postérieures combinées ou non à la pylorectomie, cholédoco-colostomies, entéro-anastomoses, entérectomies suivies d'abouchement direct. J'ai eu trois décès. Les autopsies ont été faites et le bouton était indépendant de la mort des malades. Cette expérience me pousse à conclure ainsi :

a) Le bouton de Murphy permet d'exécuter avec *rapidité* certaines opérations. La gastro-entérostomie postérieure par exemple se pratique en dix minutes.

Le facteur « TEMPS » est appréciable pour le pronostic d'une intervention, quand celle-ci s'exécute sur un cancéreux toujours intoxiqué ou un non-cancéreux fortement déshydraté ou anémié.

b) Le bouton confère une grande garantie au point de vue de l'*asepsie* ; les cavités intestinales et gastriques sont en effet ouvertes étroitement et pendant un temps fort court ; cet avantage existe surtout quand l'opérateur intervient sur des organes peu mobiles ou dans la profondeur de l'abdomen (anastomose iléo-sigmoïdienne ou iléo-rectale).

c) Le bouton donne une grande *sécurité* sur la solidité immédiate de la réunion. Les deux surfaces séreuses coaptées énergiquement et comprimées par l'action des ressorts ne sauraient se désunir malgré les mouvements intestinaux ou l'alimentation. De plus, l'application de cet instrument ne comportant pas de suture du côté de la séreuse, il n'y a pas de contamination possible de ce fait.

d) Le bouton ne nécessite *pas l'assistance* d'un aide expérimenté, deux mains passives suffisent pour faciliter les manœuvres.

e) Les accidents *d'infection* ou de *perforation* secondaire signalés par les détracteurs du bouton sont dus à une *mauvaise technique* et relève des fautes suivantes : La muqueuse a été pincée entre les deux bourrelets séreux et a empêché la réunion séro-séreuse ; les deux pièces ont été insuffisamment ou irrégulièrement serrées et l'écrasement a été inégal ; l'opérateur a eu la malencontreuse idée de consolider (! !) la réunion métallique par un surjet ou quelques points séparés à la soie ; on a fait usage d'un mauvais bouton.

f) C'est une *erreur* de croire que le bouton est destiné aux débutants ou réservé aux cas exceptionnels où la suture est impossible. *Il est plus difficile de mettre bien un bouton que de faire une suture suffisante* et le chirurgien fera bien de ne pas débuter par les cas difficiles s'il veut réussir et demander aux boutons une amélioration de ses statistiques. C'est pour avoir négligé de s'entraîner à cette méthode dans des cas faciles, que les opérateurs lui doivent des insuccès et renoncent à son emploi ; en acceptant de se plier à une technique régulière les *bons suturistes deviendront de bons boutonnistes* et obtiendront des succès plus nombreux en utilisant concurremment ces deux excellentes méthodes, suivant les indications propres à chacune d'elle.

Congrès de Chirurgie, Paris, 21 Octobre 1903

Ruptures sous-cutanées de la rate

La meilleure incision pour aborder chirurgicalement cet organe

Les ruptures de la rate menacent la vie du malade dans un espace de temps plus ou moins court, par suite de l'hémorragie qui en résulte. Le chirurgien doit donc pratiquer la splénectomie pour " pincer le vaisseau qui saigne ". Le blessé est toujours déprimé et son état nécessite une intervention hâtive, courte et exempte de manœuvres compliquées. De plus, étant donné qu'à la suite de l'intervention une masse de caillots peut avoir été laissée dans le ventre et devenir le point de départ d'une infection, il faut pour ces diverses raisons aborder l'organe par la voie la plus proche et la plus large ; il faut ouvrir l'abdomen par une incision qui rende facile l'accès de l'organe lésé et de ses pédicules vasculaires. Il faut que cette ouverture puisse être incomplètement fermée et permettre un bon drainage au point le plus déclive. La rate est un organe profond, placé derrière l'estomac, étendu dans le sens transversal entre la ligne axillaire antérieure et les articulations costo-vertébrales et dans le sens vertical entre la 8e et la 11e côte. Elle est donc éloignée de la paroi abdominale antérieure, mais ce qui rend les extirpations difficiles, c'est plutôt l'hémostase de ses ligaments en général, et surtout celle du ligament phréno-splénique en particnlier. Je ne m'occuperai pas de l'extirpation de la rate atteinte d'hypertrophie ou de tumeur — bien que "la bonne incision" conserve la même valeur pour toute splénectomie, l'implantation des pédicules ne changeant guère de place — je ne m'occuperai que des rates lésées par les traumatismes. J'ai opéré pour mon compte deux malades (1) atteints de ruptures sous cutanées de cet organe, et j'ai pratiqué depuis, quelques expériences sur le cadavre. Voici, d'après ces recherches et mes opérations, les résultats auxquels je suis arrivé, relativement à la valeur des diverses incisions proposées pour la splénectomie.

(1) L'un des 2 blessés a guéri et a été présenté à la Société de chirurgie en novembre 1902, L'autre est mort subitement le 10e jour.

PAUCHET (V.) (D'AMIENS). DEUX CAS DE RUPTURES DE LA RATE TRAITÉS PAR LA SPLÉNECTOMIE. *Bulletins et mémoires de la Société de chirurgie*; *Paris 1902*; t. XXVIII, page 1279.

1° *Laparotomie médiane*. — L'incision médiane et verticale est excellente pour faire l'exploration de l'abdomen. La rate est souvent atteinte par un traumatisme portant sur les parties latérale ou postérieure gauches du thorax et produisant en même temps une fracture de côtes, mais souvent aussi, elle résulte d'une contusion de l'épigastre ou de l'hypocondre gauche. L'attrition du tissu splénique s'est produite, dans ce dernier cas, à travers la paroi stomacale. On peut donc soupçonner une lésion concomitante de l'estomac. La laparotomie sus-ombilicale, surtout si elle est suffisamment prolongée vers l'hypogastre permet une exploration sérieuse de la cavité abdominale. Si l'estomac est reconnu indemne, il suffira à la main de déprimer sa face antérieure pour voir les caillots faire irruption du côté de l'hypocondre gauche. Il sera même facile d'explorer la rate par le palper direct et de se rendre compte de son état, et il faudra écarter l'estomac pour inspecter cet organe.

Il ne nous paraît pas indiqué toutefois de tenter l'extirpation splénique par cette voie et cela pour les deux raisons suivantes : le pédicule phréno-splénique se lie difficilement par l'incision épigastrique et le drainage du foyer est difficilement assuré par un canal aussi détourné.

L'incision médiane n'est donc qu'une incision exploratrice. Si la rate est reconnue lésée, il faudra quitter la voie médiane et pratiquer une incision paracostale.

2° *Laparotomie verticale et latérale*. — L'incision verticale faite immédiatement en dehors du grand droit ou sur le prolongement de la ligne axillaire moyenne constitue une mauvaise incision. Je dirai même que plus celle-ci se rapproche de la rate, plus elle est mauvaise, car plus étroite est la portion de l'espace costo-iliaque à laquelle on s'attaque. Cet espace ne peut même être élargi par la flexion latérale du tronc, car l'écartement des deux rebords osseux tend d'autant plus les bords de l'incision et enlève du jeu aux mains de l'opérateur. *Cette voie est donc à rejeter dans tous les cas.*

3° *Laparatomie en L ou en T*. — Quelques opérateurs commencent leur intervention pur une incision verticale — médiane ou latérale. — La lésion de la rate étant diagnostiquée, ils reconnaissent l'insuffisance de l'ouverture et dans le but de la rapprocher du foyer la complètent par un débridement latéral. C'est là un procédé inutile et nuisible ; *inutile* parce que au cours de l'intervention, cette ouverture rend malaisée la protection du paquet gastrointestinal à l'aide de compresses, et *nuisible* parce que, dans la suite, elle prédispose à des éventrations graves.

4° *Laparotomie transversale*. — *C'est l'incision de choix*. C'est celle que j'ai appliqué chez le second de mes opérés, celui qui a guéri. Cette incision commence à peine à quelques centimètres de la ligne médiane et s'arrête en arrière dans le voisinage de la masse sacro-lombaire. Elle suivra exactement le rebord costal dont elle sera éloignée d'un travers de doigt.

On incisera successivement la peau, les muscles et le péritoine. L'ouverture de la séreuse n'atteindra pas tout à fait en arrière le mésocolon descendant. Chez l'opéré que je viens de citer, j'ai entamé le feuillet externe du mésocolon ; deux points du suture l'ont réparé.

Pour profiter complètement du jour énorme que donne cette incision « *paracostale* », on inclinera le blessé sur le côté droit à l'aide d'un drap roulé et glissé le long de l'échine. Un autre coussin sera placé dans l'espace costo-iliaque du côté opposé. De cette façon, les deux lèvres de la plaie bailleront largement et l'exploration sera facile.

Quand l'opération sera terminée, l'extrémité postérieure de l'incision laissera passer une mèche de gaze ; le drainage sera donc effectif, puisque le point le plus déclive du foyer restera ouvert.

Si l'intervention a débuté par une incision médiane et si comme, nous le croyons bon, cette incision a été abandonnée pour laisser place à une incision transversale paracostale, l'extrémité antérieure de cette dernière ne devra pas atteindre la ligne médiane ; l'opérateur laissera entre les deux incisions une bande assez large du muscle grand droit. L'ouverture médiane sera complètement fermée. Seule la section latérale sera utilisée pour l'opération proprement dite et le drainage.

5° *Incision tranversale et résection costale.* — Monods et Vanverts ont proposé la résection du rebord costal pour faciliter l'accès des pédicules spléniques. Je pense que ce complément opératoire doit être excellent pour l'extirpation des rates atteintes d'hypertrophie ou de tumeur. Je le crois peu applicable dans les cas de traumatismes, si j'en juge d'après les deux opérations que j'ai pratiquées sur le vivant ; les auteurs conseillent de commencer par l'incision paracostale et d'avoir recours à la résection si le jour est insuffisant. Or voici ce qui s'est produit dans mes deux interventions : Dans le premier cas, j'ai pratiqué une incision en T (mauvaise méthode) ; dans le second cas, j'ai eu recours à l'incision transversale paracostale (la bonne méthode). Chez ces deux blessés, au moment précis où j'ai posé la main sur la rate, dans le but de l'explorer, j'ai été inondé par un flot de sang abondant et chez mes deux opérés, le pouls est devenu imperceptible ; l'un des deux malades a même cessé de respirer. Ces phénomènes brutalement alarmants n'ont cessé qu'au moment où j'ai saisi le pédicule splénique avec les doigts ; j'ai dû alors placer des clams et l'hémorragie s'est arrêtée. Je m'explique facilement cet incident : A la suite de la rupture splénique, il se produit au bout de quelques instants une hémostase relative, grâce à la présence des caillots et aux débris de la capsule qui comblent la plaie de l'organe, l'hémorragie continue progressivement mais lentement : au moment de l'intervention, l'opérateur exprime l'organe et désagrège les caillots. Une hémorragie foudroyante se produit. Il ne saurait donc être question, à ce moment, de compléter l'incision par une résection de côtes. L'opérateur ne peut lâcher un seul moment le pédicule splénique, et le malade est suffisamment shocké par cette recrudescence de l'hémorragie. Si pourtant l'expérience démontrait l'avantage sérieux de la résection costale, et si l'état général du sujet le permettait, ce perfectionnement de la méthode pourrait être appliqué : mais alors systématiquement et avant l'ouverture du péritoine.

Conclusions. — *On utilisera pour aborder les ruptures sous-cutanées de la rate uniquement l'incision transversale paracostale*, qui seule donne un accès large sur l'organe et ses pédicules, et qui seule permet un bon drainage. Les incisions verticales, les incisions latérales, complétées ou non par un débridement transversal en L ou en T seront toujours à rejeter. La laparotomie médiane cependant sera, dans les cas douteux, permise au début de l'opération et simplement dans un but explorateur. Dès que la lésion splénique sera diagnostiquée, cette ouverture sera momentanément tamponnée et abandonnée ; et on pratiquera l'incision paracostale, dont l'extrémité antérieure n'atteindra pas la première.

Voici donc la technique que nous proposons pour la splénectomie en cas de traumatismes :

1°) Incision cutanée allant de la ligne médiane à la masse sacro-lombaire. Incision menée à un travers de doigt du rebord costal et parallèlement à ce dernier :

2°) Section des couches musculaires :

3°) Ouverture du péritoine ; des précautions seront prises pour ne pas entamer en arrière le mésocolon descendant :

4°) Refoulement de l'estomac et du colon transverse au moyen de grandes compresses maintenues par un aide : soulèvement du rebord costal par une valve abdominale ;

5°) Exploration de la rate, pose des clams, section des pédicules ;

6°) Nettoyage du foyer opératoire. Evacuation des caillots ;

7°) Ligature des pédicules ou abandon des pinces à demeure ;

8°) Drainage au niveau de l'extrémité postérieure de l'incision.

RÉSUMÉ

La rate correspond à la partie postéro-latérale de la cage thoracique ; son extrémité postérieure est à 3 centimètres des corps vertébraux ; son extrémité antérieure atteint la ligne axillaire antérieure. Son bord supérieur correspond à la huitième côte, son bord inférieur à la onzième. C'est donc un organe profond, caché par le squelette et d'un accès relativement difficile. *Quelle est la meilleure incision abdominale pour l'aborder ?* Voici le résultat de notre expérience personnelle, basée d'une part sur nos propres opérations, d'autre part sur nos recherches cadavériques.

a) La Laparotomie médiane ne convient qu'aux cas où le diagnostic est hésitant. C'est une incision d'exploration. Dès que le diagnostic est fait, le mieux est d'abandonner cette voie.

b) L'incision verticale et latérale est encore plus mauvaise que la précédente. Elle est peut-être plus voisine de la rate : mais donne beaucoup moins d'amplitude au champ d'opération.

c) Les incisions en T, c'est-à-dire les débridements transversaux abaissés sur une incision verticale primitive — que celle-ci soit médiane ou latérale — constituent une mauvaise méthode. En effet, les ouvertures de cette sorte ne donnent vraiment de jour que par leur portion transversale ; la portion verticale est inutile : de plus, elles prédisposent à des éventrations graves. Quand dans un but explorateur, on a pratiqué d'abord une incision médiane, il faut abandonner cette dernière et mener une incision transversale, dont l'extrémité antérieure n'atteigne pas la première ouverture. En procédant ainsi, la solidité de la paroi sera moins compromise.

d) Incision transversale. — **C'est l'incision de choix** pour aborder la rate après une rupture sous-cutanée. Elle se fera parallèlement au rebord costal, à un travers de doigt de ce dernier. En arrière, elle atteindra presque la masse sacrolombaire (en ménageant le mésocolon) ; en avant, elle s'arrêtera à quelques centimètres à peine de la ligne médiane. Le malade sera incliné latéralement à l'aide d'un coussin placé le long de l'échine, à gauche. Un autre coussin sera glissé dans le creux costo-iliaque du côté droit, de façon à faire bailler la plaie.

e) Incision transversale complétée par une résection costale. — MM. Monod et Vanverts conseillent la résection du rebord costal pour assouplir la base thoracique et rendre plus facile l'extirpation de l'organe. Cette méthode doit être très bonne pour pratiquer l'ablation des rates hypertrophiées ou néoplasiques. Malheureusement, les sujets atteints de ruptures spléniques sont très déprimés et leur état comporte un minimum de manœuvres, exécuté dans un minimum de temps. Je doute donc — sans que cette hypothèse soit appuyée sur des faits personnels — que ce judicieux complément opératoire soit indiqué à la suite de traumatismes.

Technique de la Splénectomie pour ruptures sous-cutanées.

Large incision paracostale de la peau et des muscles. Incision prudente du péritoine en évitant d'entamer le mésocolon descendant. Ecartement de l'estomac et abaissement du colon par les mains d'un aide. Soulèvement du rebord thoracique par une valve abdominale. Recherche de la rate, examen des lésions et appréciation de sa mobilité. Pose des clams sur les pédicules gastropancréatico spléniques et phreno-spléniques. Hémostase définitive constituée soit par les pinces qu'on laisse à demeure, si les pédicules vasculaires sont courts et peu mobiles, soit par des ligatures. Tamponnement et drainage.

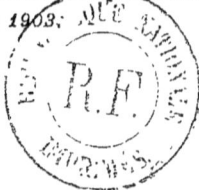

29957. — AMIENS. — IMPRIMERIE PICARDE

29957. — AMIENS. — IMPRIMERIE PICARDE

www.ingramcontent.com/pod-product-compliance
Lightning Source LLC
Chambersburg PA
CBHW070208200326
41520CB00018B/5554